U0376250

常见呼吸道感染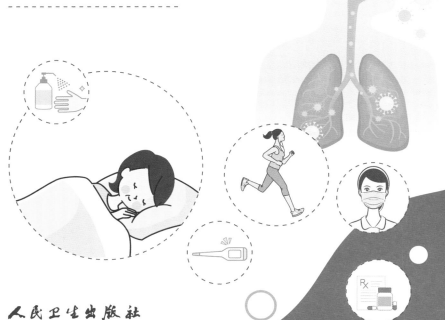防治
百问百答

国家卫生健康委员会宣传司　组织编写

中华预防医学会
中国健康教育中心　编　著

人民卫生出版社
·北京·

图书在版编目（CIP）数据

常见呼吸道感染防治百问百答 / 中华预防医学会，中国健康教育中心编著 . —北京：人民卫生出版社，2023.12

ISBN 978-7-117-35936-8

Ⅰ.①常⋯　Ⅱ.①中⋯ ②中⋯　Ⅲ.①呼吸道感染 –传染病防治 – 问题解答　Ⅳ.①R183.3–44

中国国家版本馆 CIP 数据核字（2023）第 253362 号

人卫智网	**www.ipmph.com**	医学教育、学术、考试、健康，购书智慧智能综合服务平台
人卫官网	**www.pmph.com**	人卫官方资讯发布平台

常见呼吸道感染防治百问百答

Changjian Huxidao Ganran Fangzhi Baiwenbaida

组织编写：国家卫生健康委员会宣传司
编　　著：中华预防医学会　中国健康教育中心
出版发行：人民卫生出版社（中继线 010-59780011）
地　　址：北京市朝阳区潘家园南里 19 号
邮　　编：100021
E - mail：pmph @ pmph.com
购书热线：010-59787592　010-59787584　010-65264830
印　　刷：北京瑞禾彩色印刷有限公司
经　　销：新华书店
开　　本：889 × 1194　1/32　　印张：3.5
字　　数：57 千字
版　　次：2023 年 12 月第 1 版
印　　次：2024 年 1 月第 1 次印刷
标准书号：ISBN 978-7-117-35936-8
定　　价：30.00 元

打击盗版举报电话：**010-59787491**　**E-mail：WQ @ pmph.com**
质量问题联系电话：**010-59787234**　**E-mail：zhiliang @ pmph.com**
数字融合服务电话：**4001118166**　　**E-mail：zengzhi @ pmph.com**

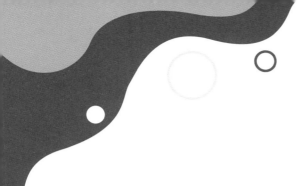

编写委员会

编 委（按姓氏笔画排序）

卫 薇　中国健康教育中心

王 荃　首都医科大学附属北京儿童医院

王 艳　北京大学第一医院

王 磊　中国疾病预防控制中心

王大燕　中国疾病预防控制中心

王华庆　中国疾病预防控制中心

王贵强　北京大学第一医院

王新宇　复旦大学附属华山医院

卢 永　中国健康教育中心

田向阳　中国健康教育中心

白颖璐　首都医科大学附属北京中医医院

冯子健　中华预防医学会

宁 艳　中国健康教育中心

吕书红　中国健康教育中心

刘召芬　中华预防医学会

编写委员会

刘清泉　首都医科大学附属北京中医医院

刘童童　中国健康教育中心

阮巧玲　复旦大学附属华山医院

孙　丽　北京市朝阳区崔各庄社区卫生服务中心

杜兆辉　上海浦东新区上钢社区卫生服务中心

杜维婧　中国健康教育中心

李　莉　中国健康教育中心

李长宁　中国健康教育中心

杨　宠　中国健康教育中心

吴　敬　中国健康教育中心

张　燕　中国疾病预防控制中心

张文宏　复旦大学附属华山医院

张淑文　首都医科大学附属北京中医医院

陈腾飞　首都医科大学附属北京中医医院

邵祝军　中国疾病预防控制中心

侯晓辉　中国健康教育中心

施逸凡　首都医科大学附属北京中医医院

聂雪琼　中国健康教育中心

夏百成　中国疾病预防控制中心

徐颖茜　中国健康教育中心

彭质斌　中国疾病预防控制中心

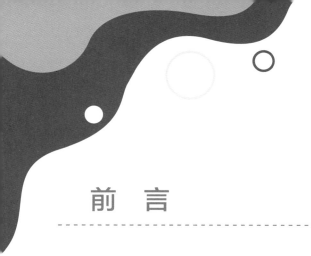

前　言

　　近期,冬季呼吸道疾病已进入高发时期。监测显示,目前流行的急性呼吸道感染性疾病均由已知病原体引起,以流感为主,此外还有肺炎支原体、呼吸道合胞病毒、腺病毒、鼻病毒、偏肺病毒等引起的感染。国家卫生健康委员会会同国家中医药管理局、国家疾病预防控制局持续开展冬季呼吸道疾病监测和研判,调剂医疗资源,优化就医流程,维护和保障公众健康。

　　为了帮助公众科学防治呼吸道感染性疾病,在国家卫生健康委员会宣传司指导下,人民卫生出版社、中华预防医学会和中国健康教育中心组织不同领域的专家学者,编写了《常见呼吸道感染防治百问百答》。本书针对当前公众的防治需求,从呼吸道感染性疾病的基础知识、预防、治疗、中医防治等方面,以问答的形式,梳理出公众应知应会的知识和技能,帮助公众做到科学认识、正确防护、维护健康。由于编写时间仓促,如有不当之处,请予指正。

中华预防医学会
中国健康教育中心
2023 年 12 月

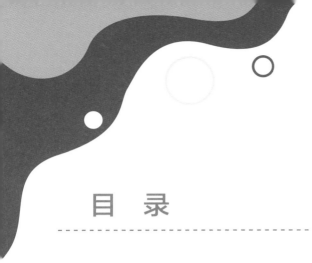

目 录

一、基础知识篇

二、日常预防篇

四、中医药防治篇

一、基础知识篇

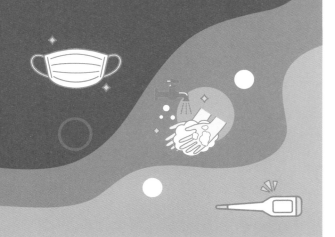

1. 常见呼吸道感染的病原体有哪些

呼吸道感染多由病毒、细菌和支原体引起，一年四季均可发生，但以冬春季常见。常见呼吸道感染的病原体包括流感病毒、肺炎支原体、冠状病毒、呼吸道合胞病毒、鼻病毒、腺病毒、人偏肺病毒、副流感病毒、溶血性链球菌、流感嗜血杆菌、肺炎链球菌等。呼吸道感染高发季节多种病原体可叠加感染或交替流行。

2. 常见呼吸道感染病原体的传播方式是什么

常见呼吸道感染病原体的传播方式主要有两种：一种是通过感染者咳嗽或打喷嚏时释放的飞沫传播；另一种是接触传播，与感染者密切接触引起的直接接触传播，或接触被病毒污染的物体表面后，再触摸口、眼、鼻等引起的间接接触传播。

3. 什么是流感和流感病毒

流行性感冒简称"流感",是由流感病毒引起的急性呼吸道感染性疾病,严重危害人类健康。流感病毒具有容易发生变异的特点,可以分为甲、乙、丙、丁 4 个型别,甲型流感病毒(H1N1 亚型和 H3N2 亚型)和乙型流感病毒会导致每年的流感季节性流行,甲型流感病毒也会导致不定期的流感大流行。

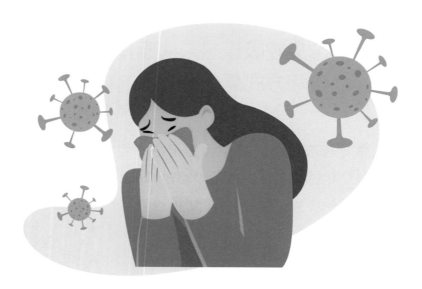

4. 流感与普通感冒是一回事儿吗

流感与普通感冒最大的区别是病原体不同。流感是由流感病毒引起的急性呼吸道感染性疾病，而普通感冒是由鼻病毒、冠状病毒、腺病毒、人偏肺病毒等病原体引起的。

普通感冒患者主要表现为打喷嚏、流鼻涕等上呼吸道感染症状，全身症状较轻，不发热或仅有低热，一般3~5天可自愈。而流感患者一般全身症状较重，如出现头痛、肌肉酸痛、关节疼痛等症状，此外还表现为突然畏寒、发热、鼻塞、流涕、干咳、胸痛、恶心、食欲缺乏，严重时会并发肺炎等。

5. 针对流感病毒的消毒方法有哪些

流感病毒可用离子型表面活性剂（如肥皂、洗手液等）、非离子型表面活性剂、氯化剂（如84消毒液）或有机溶剂（如75%酒精），或通过紫外线照射和加热方式灭活。

6. 肺炎支原体是什么，有哪些特点

肺炎支原体是一种大小介于病毒和细菌之间的微生物，缺乏细胞壁，抵抗力较弱，普通消毒液、75% 酒精、紫外线均可将其灭活。肺炎支原体只感染人类，主要引起呼吸道感染。肺炎支原体感染全年均可发病，无明显的季节性，一般寒冷季节发病率较高。肺炎支原体感染的人群年龄多为 5~20 岁，尤其是学龄儿童。目前尚无肺炎支原体疫苗，因此做好个人防护是最重要的预防手段。

7. 肺炎支原体感染的临床表现有哪些

肺炎支原体主要经呼吸道感染，可引起肺炎，常同时伴有咽炎和支气管炎等。肺炎支原体感染一般起病较慢，患者常有畏寒、发热、干咳，可伴有鼻塞、乏力、头痛等症状。肺炎支原体感染具有一定的自限性。近年来在学龄儿童中，难治性支原体肺炎和重症支原体肺炎的比例有增加趋势。

8. 呼吸道合胞病毒是什么,有哪些特点

呼吸道合胞病毒是一种引起急性呼吸道感染的常见病毒,传染性强,全人群易感,高危人群主要为 5 岁以下儿童、老年人和免疫功能低下人群。感染后潜伏期通常为 2~8 天。呼吸道合胞病毒感染全年可在人群中低水平流行,我国北方地区的感染高峰通常在冬春季,而南方地区的感染高峰通常在冬季或雨季。在特定场所,如养老院、月子中心、儿科病房、新生儿重症监护病房、癌症中心等,呼吸道合胞病毒可能引起聚集性感染。

9. 呼吸道合胞病毒感染的临床表现有哪些

呼吸道合胞病毒感染早期主要表现为上呼吸道感染症状,如鼻塞、流涕、咳嗽和声音嘶哑等,多数症状会在 1~2 周自行消失。少数病例可发展为下呼吸道感染,如毛细支气管炎或肺炎,多见于 2 岁以下婴幼儿。

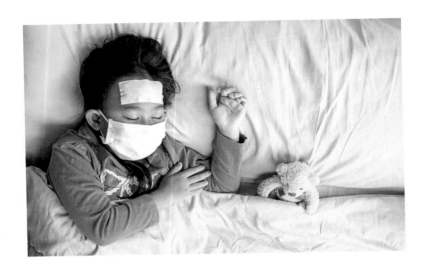

10. 腺病毒是什么，有哪些特点

腺病毒是一种引起急性呼吸道感染的常见病毒，全人群易感。腺病毒的传播途径包括：

（1）飞沫传播：为呼吸道感染腺病毒的主要方式，如咳嗽或打喷嚏等。

（2）接触传播：如接触被病毒污染的物体表面后，未洗手就触摸口、眼、鼻等。

（3）粪-口传播：消化道感染腺病毒可以通过感染者的粪便传播，例如通过污染了粪便的水传播。

腺病毒可在密闭和拥挤的环境(如学校、托幼机构、医院等)引起聚集性感染。

11. 腺病毒感染的临床表现有哪些

腺病毒感染的临床表现多样,可引起普通感冒、支气管炎和肺炎等,也可引起腹泻和胃肠炎,以及结膜炎、膀胱炎和某些神经系统炎症等。慢性呼吸系统疾病、心脏病或免疫功能低下等人群,感染腺病毒后可出现较重的临床症状。

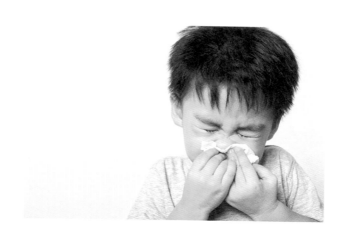

12. 鼻病毒是什么,有哪些特点

鼻病毒是引起呼吸道感染的常见病原体,极易引起反复感染,在世界范围内广泛流行。各年龄段人群对鼻病毒普遍易感,尤其是儿童和老年人,有 30%~50% 的成年人及儿童感冒是由鼻病毒引起的。鼻病毒感染全年均可发病,但多在初秋和春季流行。在人群密集的场所(如学校、医院等)极易发生鼻病毒的传播流行。

13. 鼻病毒感染的临床表现有哪些

鼻病毒感染可引起鼻塞、流涕、打喷嚏、咽痛、发热或咳嗽等上呼吸道感染症状,同时也可导致儿童喘息及哮喘加重。婴幼儿或患有基础疾病的儿童感染鼻病毒后可能导致毛细支气管炎、肺炎等下呼吸道感染。老年人感染鼻病毒可增加患慢性阻塞性肺疾病的风险,住院患者感染可导致住院时间延长。

14. 人偏肺病毒是什么，有哪些特点

　　人偏肺病毒是一种常见的呼吸道感染病原体，感染全年散发，多发生于冬春季节，在世界各地均有流行，可引起全人群的上呼吸道和下呼吸道疾病，尤其是幼儿、老年人和免疫功能低下人群。人偏肺病毒诱发的免疫保护较弱，常出现反复感染。人偏肺病毒对常见的消毒剂、去污剂均敏感，也可通过加热灭活。

15. 人偏肺病毒感染的临床表现有哪些

　　人偏肺病毒感染后潜伏期为 3~5 天，多引起上呼吸道感染症状，如发热、咳嗽、鼻塞、流涕、声音嘶哑等，具有轻度自限性，1 周左右症状逐渐缓解。幼儿、老年人及免疫功能低下人群感染后可能会出现毛细支气管炎、肺炎或急性呼吸窘迫综合征等。

16. 为什么冬季呼吸道感染高发

冬季呼吸道感染高发的原因复杂。一是病毒等病原体有喜冷怕热的特性,冬季气温低,更适合病原体在环境中长时间存活;二是冬季人们更多地聚集在室内,通风不良,更易造成呼吸道感染性疾病传播流行;三是气候干燥会减弱呼吸道黏膜的正常防御功能,有利于病原体侵袭致病。

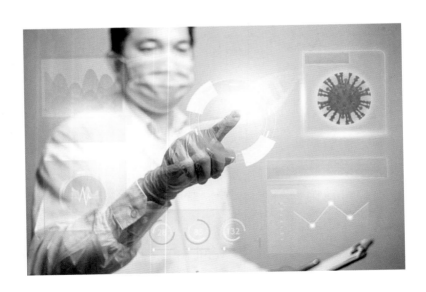

17. 儿童流感、肺炎支原体感染和普通感冒的临床表现有什么区别

儿童流感、肺炎支原体感染和普通感冒的临床表现不尽相同，主要区别见下表。呼吸道感染性疾病的临床表现通常不具有特异性，加之患者存在个体差异，因此不能仅通过症状和体征进行鉴别，通常需要实验室检测来诊断。

儿童流感、肺炎支原体感染和普通感冒的临床表现

	流感	肺炎支原体感染	普通感冒
发热	高热甚至超高热	个体差异大 高热警惕肺炎发生	中、低热/ 不发热
咳嗽	早期可无咳嗽	刺激性干咳	轻咳
咽痛	常见	轻微	常见
鼻塞、流涕	轻微	早期可见	明显
合并肺炎	体弱者	常见	少见
病程	1周左右	可长达数周	3~5天
转为重症	少数	少数	可能性低

18. 多种病原体可以叠加感染吗

多种病原体是可以叠加感染的。

当前,多种呼吸道感染性疾病叠加流行,不是今年新出现的问题。病毒感染往往会继发细菌感染,从而导致患者体内同时存在多种病原体。具体有哪种或哪几种病原体感染,须由医生根据患者的病史、临床表现,以及实验室检查结果,甚至影像学结果综合诊断。

19. 不发热了就是痊愈了吗

发热时体温的高低并不完全代表疾病的严重程度。服用退热药的目的不仅是把体温降到正常,还可增加人体的舒适度,让患者能够安全舒适地度过发热期。退热以后,患者仍然需要几天的时间恢复。

20. 为什么化验查不出病原体，但还是一直咳嗽

　　咳嗽是人的一种保护性反射，咽部不舒服或者呼吸道受到分泌物刺激就会引发咳嗽。化验查不出病原体但仍然咳嗽，一方面病原体感染会造成呼吸道黏膜损伤，恢复需要一个过程；另一方面也可能是仍有少量病毒或病毒代谢产物存在但检测不出，继续刺激机体引发咳嗽。

二、日常预防篇

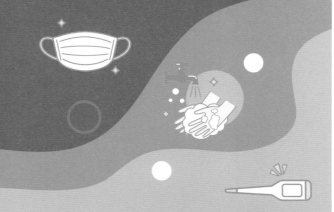

1. 如何预防呼吸道感染

　　良好的卫生习惯对于预防呼吸道感染非常重要,日常生活中应保持科学佩戴口罩、注意咳嗽礼仪、做好手卫生、适时开窗通风等卫生习惯。一些呼吸道疾病有对应的疫苗,接种疫苗是预防呼吸道感染的有效手段。坚持合理膳食、适量运动、规律作息、心理平衡、戒烟限酒等健康生活方式,有助于维护机体免疫力,抵御呼吸道感染。

2. 为什么正确佩戴口罩可以预防呼吸道感染

　　正确佩戴口罩可以有效阻挡空气和飞沫中的细菌、病毒,降低呼吸道感染的风险,是预防常见呼吸道感染的重要措施。冬春季是呼吸道感染性疾病高发期,正确佩戴口罩,既可保护自己,又可避免将疾病传染给他人。

3. 哪些情况下应该佩戴口罩

（1）新冠病毒感染、流感、肺炎支原体感染、呼吸道合胞病毒感染等呼吸道感染性疾病患者前往室内公共场所或与他人近距离接触时。

（2）出现发热、咳嗽、流涕、咽痛、肌肉酸痛、乏力等呼吸道感染症状者前往室内公共场所或与他人近距离接触时。

（3）前往医疗机构就诊、陪诊、陪护、探视时。

（4）呼吸道感染性疾病高发期间，外来人员进入养老机构、社会福利机构、托幼机构等脆弱人群集中场所时。

（5）呼吸道感染性疾病高发期间，养老机构、社会福利机构、托幼机构、学校等重点机构的医护、餐饮、保洁、保安等公共服务人员工作期间。

4. 哪些情况下建议佩戴口罩

（1）呼吸道感染性疾病高发期间，乘坐飞机、火车、长途车、轮船、地铁、公交车等公共交通工具时。

（2）呼吸道感染性疾病高发期间，进入超市、影剧院、客运场（站）、厢式电梯等环境密闭、人员密集场所时。

（3）呼吸道感染性疾病高发期间，老年人、慢性基础疾病患者、孕妇等前往室内公共场所时。

（4）与出现呼吸道感染症状者共同学习、生活或工作期间。

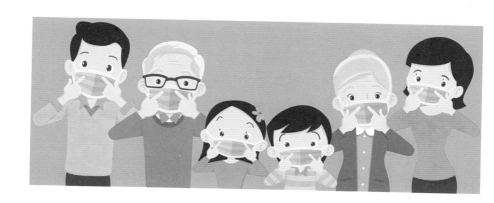

5. 如何选择口罩

（1）建议呼吸道感染性疾病患者或有呼吸道感染症状者佩戴 N95 或 KN95 等颗粒物防护口罩（无呼吸阀）或医用防护口罩，其他人员佩戴一次性使用医用口罩或医用外科口罩。

（2）建议儿童呼吸道感染性疾病患者或有呼吸道感染症状者选用儿童防护口罩，其他儿童选用儿童卫生口罩。

（3）口罩产品应符合相关国家标准或行业标准。

6. 为什么要做好手卫生

手卫生是指进行洗手或手消毒的过程。做好手卫生是预防传染病简便有效的措施。呼吸道感染性疾病除了通过飞沫传播，还可经手接触传播。日常工作生活中，人的手会不断接触被病毒、细菌污染的物品，如果不能及时正确地做好手卫生，手上的病原体可以通过手接触口、眼、鼻等部位黏膜进入人体。用污染的手接触物品，也可将病原体间接传染给他人。做好手卫生可以有效降低呼吸道感染性疾病的传播和感染风险。

7. 什么情况下应该进行手卫生

（1）清洁操作前,如饮食前,加工制作食品、饮料前,触摸口、鼻和眼睛前,护理老年人和婴幼儿前等。

（2）污染操作后,如咳嗽、打喷嚏用手捂口鼻后,大小便后,护理病患后,触摸钱币后,接触或处理各种垃圾和污物后等。

（3）传染病流行期间,触摸门把手、电梯按键等各类高频接触的物体表面后。

（4）手部有明显污染物时。

8. 如何正确洗手

用流水充分淋湿双手,取适量洗手液(或用肥皂)均匀涂抹手掌、手背、手指、指甲缝和指缝,按照"六步洗手法"认真揉搓双手,每次揉搓 20 秒以上,具体步骤如下。

第一步:洗手掌。掌心相对,手指并拢,相互搓揉。

第二步:洗手背。手心对手背,沿指缝相互搓揉,交换进行。

第三步：洗指缝。掌心相对,双手交叉指缝相互搓揉。

第四步：洗指背。弯曲手指使关节在另一手掌心旋转揉搓,交换进行。

第五步：洗拇指。一手握住另一手的大拇指,旋转搓揉,交换进行。

第六步：洗指尖。将五个手指尖并拢放在另一手掌心旋转揉搓,交换进行。

用流水彻底冲净双手,用清洁毛巾或纸巾擦干双手,也可风干或烘干。

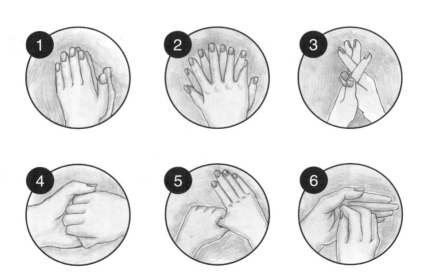

9. 什么是咳嗽礼仪

咳嗽礼仪是指咳嗽或打喷嚏时通过遮挡喷出的飞沫进行物理阻断,减少飞沫在空气中的播散,可降低周围人群被感染的风险。

(1)咳嗽或打喷嚏时,尽量避开人群,用纸巾、手绢捂住口鼻,防止唾液飞沫飞溅。避免用手直接遮挡口鼻使手沾染上病原微生物,再通过触摸公共物体将病原微生物传染给他人。如果用手遮挡要及时清洗双手或使用免洗消毒液进行手消毒,如果已经佩戴口罩,咳嗽、打喷嚏时不应摘掉口罩。

(2)如果来不及准备,可弯曲手肘靠近面部,遮掩住口鼻。这个动作可以将喷出的飞沫阻挡在手肘皮肤上或者衣服袖管内侧,而这个部位较为干燥,且不容易接触其他公用物品。

(3)不要将咳嗽或打喷嚏时接触过口鼻的纸巾随便乱扔,应将其丢到加盖的垃圾桶里。

10. 如何正确进行开窗通风

每天早、中、晚均应开窗通风,每次通风时间不少于15分钟。寒冷季节开窗通风时要注意保暖。

11. 预防呼吸道感染性疾病,平时在生活方式上应注意哪些

(1) 合理膳食,食物多样:营养对于维持机体免疫功能非常重要。每天的膳食应包括谷薯类、蔬菜水果类、畜禽鱼蛋奶类、大豆坚果类等食物。提倡餐餐有蔬菜,天天有水果。

(2) 科学锻炼,适量运动:建议健康成年人每周应进行150分钟中等强度或75分钟高强度有氧运动;同时减少静坐的时间,鼓励随时随地、各种形式的身体活动。

(3) 戒烟限酒:不吸烟,吸烟者尽早戒烟;不在室内公共场所和他人面前吸烟。少饮酒,不酗酒。

(4) 规律作息,充足睡眠:成年人一般每天需要7~8小时睡眠,建议小学生每天睡眠时间不少于10小时,初中生不少于9小时,高中生不少于8小时。

12. 儿童应如何做好防护

（1）少去人员密集的公共场所，前往室内公共场所或和人近距离接触时佩戴口罩。

（2）保持手卫生，不用不干净的手触摸口、眼、鼻，学会正确擦拭鼻涕。

（3）保持儿童所处的居室环境空气新鲜。

（4）及时接种疫苗。14岁以下儿童除按照免疫规划要求接种外，可根据自身情况接种流感疫苗、肺炎球菌疫苗、b型流感嗜血杆菌疫苗等非免疫规划疫苗。

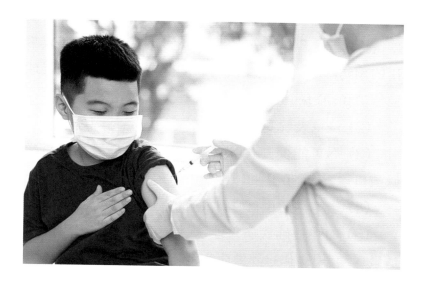

（5）保持营养均衡。不偏食、不挑食。多吃蔬菜蛋奶,少吃油腻和辛辣食物。坚持对婴儿进行母乳喂养。

（6）加强身体锻炼,提高机体免疫力。活动后要及时换下汗湿的衣服,以免着凉。

（7）培养良好的睡眠习惯,提高睡眠质量,作息规律,保证充足睡眠。

（8）不带病上学。

13. 老年人应如何做好防护

（1）接种疫苗是预防呼吸道感染性疾病的有效措施,特别是对于患有基础疾病的老年人。目前老年人常用的预防呼吸道感染性疾病的疫苗有流感疫苗、肺炎球菌疫苗和新冠病毒疫苗。

（2）注意天气变化,及时增减衣物。

（3）尽可能少去人群密集的公共场所,外出时科学佩戴口罩,注意手卫生。

（4）居室常通风,保持适宜的温度和湿度。

（5）加强基础疾病管理,戒烟限酒,保持合理膳食、适量运动、规律作息等健康生活方式。

14. 慢性病患者如何做好个人防护

（1）冬春季是呼吸道感染性疾病高发期,应尽量减少外出,不参加聚集性活动;外出和在公共场所须佩戴口罩,保持手卫生。

（2）做好慢性病管理。遵照医嘱,坚持用药,维持病情稳定。进行日常血压、血糖等指标的监测,观察病情变化。出现控制不良或病情加重情况时,可先通过网络或电话向社区医生咨询,必要时前往医疗机构就诊。

（3）若出现发热、咳嗽、乏力、咽痛等症状,应及时咨询家庭医生或及时就医。

15. 家中已经有呼吸道感染性疾病患者,如何降低其他家庭成员的感染风险

建议患者单独居住,注意居室通风。患者应尽量减少与其他家庭成员接触,近距离照护时患者和照护者均须佩戴口罩。

患者要注意个人卫生习惯,咳嗽和打喷嚏时使用纸巾、毛巾等遮掩口鼻,将痰用纸巾包好丢入加盖垃圾桶。

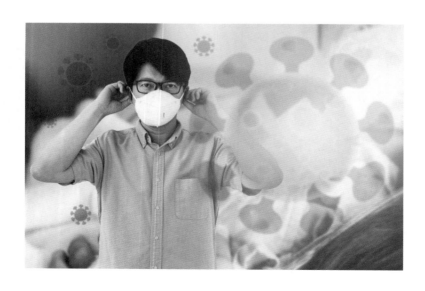

16. 工作场所需要做好哪些防护措施

（1）办公场所要确保有效通风换气。温度适宜时，尽量采用自然通风来加强室内空气流通。

（2）保持公共区域和办公室区域环境整洁，及时清理垃圾。公共卫生间配备足够的洗手液，保证水龙头等供水设施正常工作；有条件时可在大堂、电梯口、前台等处配备免洗手消毒液或感应式手消毒设备。

（3）正确佩戴口罩，尽量保持安全社交距离，减少聚集。保持良好的卫生习惯，不随地吐痰，打喷嚏或咳嗽时应注意正确遮掩口鼻，接触公共物品后应及时洗手。

（4）如出现发热、咳嗽、乏力、咽痛等症状，不带病上岗，必要时就医。

17. 为什么流感疫苗需要每年都接种

　　流感疫苗需要每年都接种的原因主要有两个：一是流感病毒容易发生变异，每年的流行毒株多有不同，为了使流感疫苗针对不同的流感流行株有更好的保护效果，世界卫生组织每年都会推荐不同的流感疫苗株组合。流感疫苗株组合中，既有与以往相同的疫苗株，也有与以往不同的疫苗株。二是流感疫苗的持续保护时间相对较短，对一般人群的持续保护时间为6~8个月。

18. 每年什么时间接种流感疫苗最合适

　　流感发病有季节性高峰。通常我国流感的流行高峰在每年冬春季节，加之流感疫苗的持续保护时间是6~8个月，因此，建议在流行之前接种流感疫苗。对我国来说，接种流感疫苗应选择在9月份或10月份。

即使进入流感流行季节,对于符合接种条件但没有接种疫苗的人群,仍建议接种流感疫苗,因为感染流感的风险依然存在。尤其是高风险人群,如老年人、慢性病人群等,感染流感后发生严重合并症的比例高,儿童中容易发生聚集性感染。

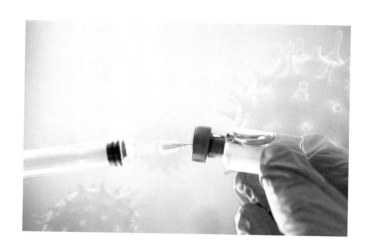

19. 哪些人群应接种流感疫苗

接种流感疫苗的作用:一是减少感染,二是减轻合并症的严重程度,三是降低死亡风险。建议所有≥6月龄且无接种禁忌的人接种流感疫苗。优先推荐以下重点和高风险人群及时接种:

(1)医务人员,包括临床救治人员、公共卫生人员、卫生检疫人员等。

(2)60岁及以上的老年人。

(3)罹患一种或多种慢性病的人群。

(4)养老机构、长期护理机构、福利院等人群聚集场所的脆弱人群及员工。

(5)孕妇。

(6)6~59月龄儿童。

(7)6月龄以下婴儿的家庭成员和看护人员。

(8)托幼机构、中小学校、监管场所等重点场所人群。

20. 在哪里可以接种流感疫苗

社区卫生服务中心、乡镇卫生院和其他设有接种点的医疗机构,可提供流感疫苗接种服务。具体接种事宜请咨询当地接种单位。

因流感疫苗有不同类型,也有不同生产企业,流感疫苗接种的禁忌和注意事项具体见流感疫苗说明书,也可咨询接种医生。

21. 流感疫苗可以与其他疫苗同时接种吗

流感灭活疫苗与其他灭活疫苗、减毒活疫苗可以同时接种,如 EV71 疫苗、肺炎球菌疫苗、带状疱疹疫苗、水痘疫苗、麻腮风联合减毒活疫苗、百白破疫苗等。18岁及以上人群可以同时接种流感灭活疫苗和新冠病毒疫苗。不同疫苗同时接种时要在不同部位接种。

接种流感减毒活疫苗和接种其他减毒活疫苗要有时间间隔,但间隔不少于 4 周。流感减毒活疫苗与新冠病毒疫苗接种间隔应大于 14 天。

22. 如果已经出现过流感样症状，还需要接种流感疫苗吗

如果已经出现了流感样症状，在没有确诊、自行痊愈时，还是建议继续接种流感疫苗。主要原因有两方面：一是呼吸道感染症状不具备特异性，多种病原体感染都可能会出现发热、头痛等流感样症状。二是流感病毒有多个型别和亚型可以引起流行，比如，在型别上，有甲型，还有乙型。在甲型中既有 H1N1 亚型还有 H3N2 亚型等。而流感疫苗则是覆盖了多种型别和亚型的多价疫苗，这就是我们通常所用的三价和四价的疫苗。如果感染了某种型别的流感，接种疫苗依然能够预防其他型别流感病毒。

23. 接种流感疫苗后为什么还会出现感冒症状

接种流感疫苗后又出现感冒症状主要有两种情况：一种情况是患的是普通感冒。流感和普通感冒由不同病毒引起。流感由流感病毒引起；引起普通感冒的病毒种类较多，常见的有鼻病毒、普通冠状病毒、呼吸道合胞病毒、副流感病毒、腺病毒等。流感疫苗只能预防流感，而不能预防普通感冒。另外一种情况是患的是流感。流感病毒变异、年龄等因素也会使流感疫苗的保护作用受到影响。

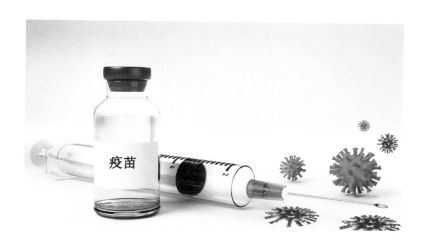

24. 肺炎球菌疫苗有哪些类型

目前普遍应用的预防肺炎链球菌感染的疫苗主要有两类:①23价肺炎球菌多糖疫苗:适用于2岁以上人群;②13价肺炎球菌多糖结合疫苗:适用于5岁及以下婴幼儿。

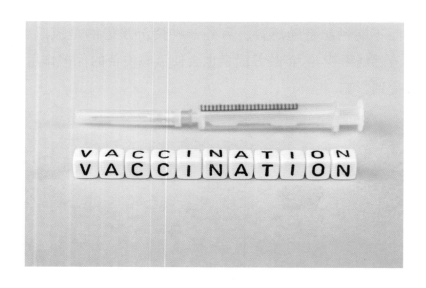

25. 哪些人群建议接种肺炎球菌疫苗

建议以下人群接种肺炎球菌疫苗：

（1）老年人。

（2）慢性心血管疾病（包括充血性心力衰竭和心肌病）、慢性肺疾病（包括慢性阻塞性肺疾病和肺气肿）或糖尿病患者。

（3）患有酒精中毒、慢性肝脏疾病（包括肝硬化）和脑脊液漏的个体。

（4）功能性或解剖性无脾个体（包括镰刀型细胞贫血症和脾切除患者）。

（5）免疫功能受损人群（包括艾滋病病毒感染者，白血病、淋巴瘤、霍奇金淋巴瘤、多发性骨髓瘤、一般恶性肿瘤、慢性肾衰竭或肾病综合征患者）、进行免疫抑制（包括皮质激素类）治疗的患者以及器官或骨髓移植患者。

26. 肺炎球菌疫苗应该在什么时间接种

肺炎球菌疫苗可以在全年任何时间接种。23 价肺炎球菌多糖疫苗和 13 价肺炎球菌多糖结合疫苗接种对象和接种剂次、间隔不同,具体请咨询当地接种单位。

27. 目前需要接种新冠病毒疫苗的重点人群有哪些

目前接种新冠病毒疫苗的重点人群应同时符合以下两个条件:

（1）60 岁及以上老年人或 18~59 岁患有较严重基础疾病人群、免疫功能低下人群、感染高风险人群。

（2）已完成基础免疫或已感染新冠病毒的人群。

28. 接种疫苗后出现的不适症状都是由疫苗引起的吗

接种疫苗后出现的不适症状不都是疫苗引起的。接种疫苗引起的反应发生率较低,常见的有发热、局部红肿等,症状严重的异常反应非常罕见。接种疫苗后还会有偶合症、心因性反应等。如果怀疑不适症状是由接种疫苗引起的,请尽快就医并向接种单位报告,卫生健康部门会根据情况安排专门调查。总之,接种后出现的不适症状是否由疫苗引起要经过严格的调查、诊断或鉴定来确认。

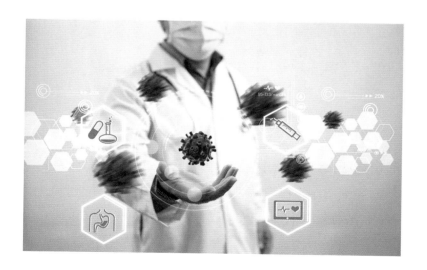

三、科学治疗篇

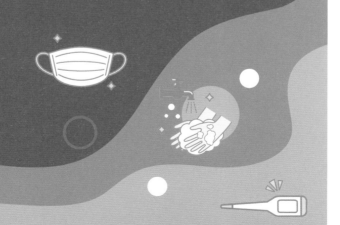

1. 呼吸道感染性疾病如何居家监测

出现发热、鼻塞、流涕、咽痛、咳嗽、咳痰、肌肉关节疼痛等症状,提示可能发生呼吸道感染,建议居家做好以下几个方面的监测:

(1)症状监测:症状监测包括测量体温、脉搏、呼吸频率等。如出现发热超过38.5℃且持续时间超过3天,呼吸频率超过每分钟24次,胸闷、憋气不能缓解,咳嗽伴胸痛、咳脓痰和血痰等情况,应及时就医。

(2)指氧饱和度监测:如家中有指脉氧仪,可自行监测指氧饱和度。指氧饱和度持续低于93%时,建议及时就医。

(3)病原检测:可使用新冠病毒、流感病毒、支原体检测试剂自行进行抗原检测,检测结果须结合临床指征,具体可咨询医生。

(4)原有基础疾病监测:部分呼吸道感染可导致原来的基础疾病病情不稳定,需要关注基础疾病的症状有无加重,加强对血压、血糖、尿量、体重等监测。

2. 如何进行居家体温监测

持续进行体温监测可帮助评估病情变化,判断是否有进一步就医的需求。每日早、晚各测 1 次体温,使用水银体温计时测量时间至少达到 5 分钟,使用电子体温计时可连续测量 2 次以获得稳定的体温数值。及时记录体温数值,便于观察体温变化趋势,判断病情发展。若体温持续超过 38.5℃,应及时到医院就诊。

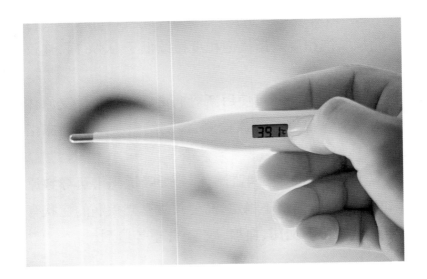

3. 如何进行居家血氧监测

　　血氧情况可以通过指夹式脉氧检测仪进行居家监测。应分别在平静状态和活动后检测。检测时手要温暖,手指冰凉时血氧检测的结果不准确。血氧检测须每天进行 2~3 次,病情有变化时随时检测。若氧饱和度持续低于 93%,建议及时到医院就诊。

4. 如何进行居家病原检测

　　出现呼吸道感染症状的患者可以自行购买相关检测试剂进行检测,查明可能感染的病原体。目前常用的试剂盒有:新型冠状病毒抗原检测试剂盒、甲型 / 乙型流感病毒抗原检测试剂盒、肺炎支原体快检试剂盒等。具体检测方法参见试剂盒说明书。

5. 有些老年人呼吸道感染症状 不典型,应当如何识别

通常情况下,随着年龄的增长,人体免疫功能逐渐降低,对病原体的抵御能力下降,机体感染后的反应能力减弱。老年人更容易罹患呼吸道感染性疾病,且感染后症状有时不明显,容易延误治疗。加强老年人日常健康监测,多观察老年人饮食起居等情况的变化,有助于尽早识别老年人呼吸道感染。

如老年人出现以下变化,则需要进一步观察了解,以判断是否发生呼吸道感染。

(1)精神状态:睡眠时间延长,活动量下降,不爱说话。

(2)饮食:进食明显减少,喝水量明显减少。

(3)大小便:小便次数和每次的量都明显减少,大便次数增多或减少,甚至数天没有大便。

(4)体温:发热或体温比平时高。

(5)患有基础疾病的老年人,血压、血糖在药物控制的情况下发生明显波动。

6. 如何识别婴幼儿呼吸道感染

　　婴幼儿发生呼吸道感染后常见症状为发热、鼻塞、流涕、咳嗽等,部分患儿可能因喉炎而出现声音嘶哑、吸气性喉鸣等,部分患儿可能出现皮疹、腹泻、呕吐等症状。由于婴幼儿难以表达咽痛、头痛等不适,故常表现为烦躁、哭闹、嗜睡、食欲减退甚至拒奶等。

　　部分新生儿和 6 月龄以下婴儿的表现与病情严重程度可能不一致。例如,有的婴儿已经进展为肺炎了,但没有明显的发热和咳嗽,仅表现为呼吸急促、吃奶少、呛奶、吐沫、发憋等。

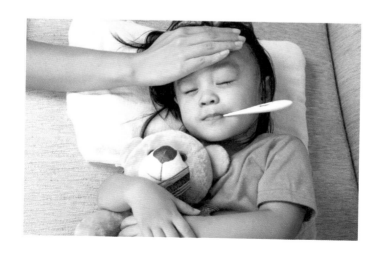

7. 老年人感染呼吸道疾病后就医时有哪些注意事项

老年人如果出现高热不退、呼吸困难、喘息、血氧饱和度下降、大小便失禁、精力明显不足、饮食障碍、嗜睡等情况,须及时就诊。

老年人就医时应做好个人防护,尽量降低交叉感染的风险。如果老年人可以耐受,建议佩戴口罩。候诊期间应尽量减少与其他人员接触。做好手卫生,减少与公共设施或物品的接触,接触后要及时清洁双手。

8. 如何利用互联网进行线上问诊

互联网平台问诊具有方便、快捷的特点。线上问诊应选择正规的互联网问诊平台。问诊时应详细描述自己的症状,如果已有化验结果(包括抗原和抗体自测结果)或正在服用药物等,可将相关信息以照片形式上传平台,并告知医生自己是否有药物或食物过敏史等。

9. 网上购药有哪些注意事项

根据《食品药品监督管理总局发布网络购药消费提示》,网上购药时可以参照以下步骤。

(1)核实确认是否为药品监管部门批准的售药网站:目前,经药监部门批准具有资质的"网上药店"可以在国家药品监督管理局官方网站(网址:https://www.nmpa.gov.cn/)的"数据查询"栏目中查询。

(2)主动咨询:网上药店一般都配有专门的咨询药师,可以通过在线咨询专业药师,详细说明情况,获取有

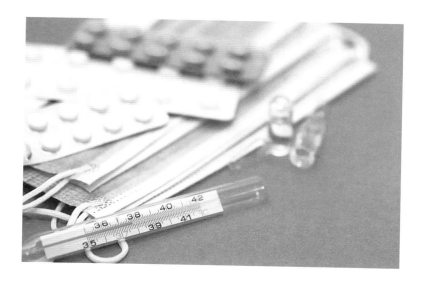

关购药的建议。

(3) 分清药品和非药品：确认是否有药品批准文号，可登录国家药品监督管理局官方网站"数据查询"栏目查验，输入药品名称、批准文号、生产企业等信息进行核对。

(4) 注意药品验收：首先看药品包装有无破损，其次看药品名称与订购的药品是否相符，最后看药品是不是在有效期内。

(5) 特殊情况须及时就医：对于某些不确定的身体不适，建议及时就医。

10. 成人常用的针对呼吸道感染病原体的治疗药物有哪些

近期引起呼吸道感染的病原体以病毒、支原体为主。目前针对流感病毒的药物有玛巴洛沙韦、奥司他韦和帕拉米韦等，针对新冠病毒的药物有奈玛特韦/利托那韦、先诺特韦/利托那韦、莫诺拉韦、氢溴酸氘瑞米德韦等，针对支原体的药物有大环内酯类(如阿奇霉素)、氟喹诺酮类(如莫西沙星、左氧氟沙星)、四环素类(如多西环素、米诺环素)等。一些病毒或支原体引起的感染会继发细菌感染,此时需要在医生的指导下合理使用抗生素,避免产生耐药性。常用的抗生素有青霉素类(如阿莫西林/克拉维酸)、头孢菌素类(如头孢克洛、头孢呋辛、头孢地尼)、氟喹诺酮类(如莫西沙星、左氧氟沙星)、大环内酯类(如阿奇霉素)等。值得注意的是,上述药物都是处方药,需要在医生指导下使用。

如果自行检测流感病毒抗原或新冠病毒抗原阳性,并且有年龄超过 65 岁、体重指数(BMI)超过 $40kg/m^2$、有基础疾病(如慢性阻塞性肺疾病、肿瘤、免疫系统疾病等)或处于孕期等重症高危因素,建议尽可能在发病 48 小时内口服抗流感病毒药物奥司他韦或玛巴洛沙韦,或口服抗新冠病毒药物。如果呼吸道症状加重,应及时就医。

11. 儿童常用的针对呼吸道感染病原体的治疗药物有哪些

儿童感染流感病毒后,可服用奥司他韦等神经氨酸酶抑制剂,5岁以上儿童还可选用玛巴洛沙韦等RNA聚合酶抑制剂。

儿童感染肺炎支原体后,首选药物是大环内酯类药物,如阿奇霉素、克拉霉素、罗红霉素等;替代药物为新型四环素类(如多西环素、米诺环素)和喹诺酮类药物。由于四环素类药物可能导致牙齿发黄和牙釉质发育不良,故四环素类药物仅用于8岁以上儿童。18岁以下儿童青少年如使用喹诺酮类药物需要医生严格评估适应证,并注意观察药物的毒副作用。

12. 如何选择成人退热药

成人常用的退热药有布洛芬和对乙酰氨基酚,自行服用时须注意以下事项:

(1)当体温超过 38.5℃时,可以考虑服用退热药。配合物理降温措施(温水或酒精擦浴身体、使用退热贴等),疗效会更好。

(2)对乙酰氨基酚一般每 4~6 小时服用一次,每次一片,24 小时服用不超过 4 次。布洛芬缓释胶囊早晚各服一次。对乙酰氨基酚与布洛芬不要交替或同时服用,退热药与含有退热成分的复方感冒药不要同时服用。

(3)服用对乙酰氨基酚 4 小时后,体温仍在 38.5℃以上,才可以考虑再服一次;若体温降至 38.5℃以下,可以不再服用。

(4)以下四类人须慎重使用布洛芬:①有严重冠心病、心力衰竭病史者;②有严重消化道溃疡、消化道出血病史者;③因慢性病治疗,需要联合使用抗血小板药物和抗凝药物者;④严重肾功能不全者。

(5)服用退热药后要多喝水,避免出汗过多引起虚脱。

当出现急性呼吸道感染时，自行服用退热药方便有效，但也要认识到，发热本身不是疾病，而是一种症状，退热药只是通过降低体温改善症状。若发热持续不退或症状反复出现，建议及时就医，查清发热原因并针对病因进行治疗。

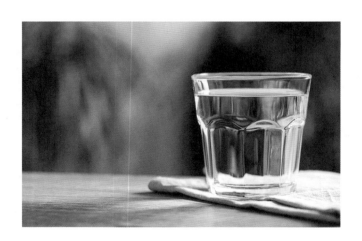

13. 如何选择儿童退热药

儿童可以使用的退热药有对乙酰氨基酚和布洛芬。

2月龄以上儿童体温≥38.2℃伴明显不适时，可使用退热药。2~6月龄儿童可选用对乙酰氨基酚，6月龄以上儿童可选用布洛芬或对乙酰氨基酚。每24小时服用退热药不超过4次，两次服药间隔不小于4小时。

不推荐同时或交替使用对乙酰氨基酚和布洛芬；不要将退热药与含有退热成分的复方感冒药同时使用。

14. 成人如何使用常见的镇咳药

当呼吸道分泌物不多、咳嗽程度不严重时,可以暂缓进行镇咳祛痰治疗。如果咳嗽程度严重影响正常生活,则可以进行镇咳治疗。镇咳药使用的总体原则为:对干性咳嗽可单用镇咳药;对痰液较多的咳嗽应以祛痰为主,不宜单纯使用镇咳药。

不同类型的咳嗽使用的镇咳药应有所区别:①对于成人普通感冒引起的咳嗽,推荐使用含有氢溴酸右美沙芬、盐酸伪麻黄碱、马来酸氯苯那敏等成分的复方制剂,一些普通感冒药中也常有这些成分。②对于急性气管支气管炎引起的咳嗽,剧烈干咳者可适当应用镇咳药,有痰而不易咳出者推荐使用祛痰药物。

此外,对于其他原因引起的长期慢性咳嗽,自行服用镇咳药治疗效果欠佳时,需要积极就医寻找病因,避免延误诊疗。

15. 儿童使用镇咳药需要注意什么

不推荐给儿童常规使用镇咳药,尤其是痰多的儿童。如果咳嗽严重或伴有胸痛,影响日常生活或睡眠,建议及时就医,在医生指导下进行镇咳治疗。儿童禁用成瘾性中枢性镇咳药。

16. 急性呼吸道感染好转后仍久咳不愈怎么办

有些患者在呼吸道感染的急性期症状消失后,咳嗽仍然迁延不愈,持续 3~8 周,胸部 X 线检查无明显异常,其中以病毒性感冒引起的咳嗽最为常见,又称为"感冒后咳嗽"。如为偶发咳嗽,不必用药。如咳嗽症状明显,建议短期应用镇咳药,其中复方甲氧那明治疗感冒后咳嗽有一定效果。若痰比较多,可口服祛痰药,如氨溴索、愈创甘油醚等。

部分儿童在呼吸道感染后可能因气道反应性增高而出现久咳不愈的情况,尤其是既往有喘息、湿疹、过敏等病史的患儿。除了可以在医生的指导下进行药物治疗外,还应尽量避免接触花粉、烟草、宠物等。可通过进行雾化治疗、拍背、服用祛痰药或进行中医药治疗促进痰液的排出。适当增加空气湿度也有利于提高呼吸道舒适度。

17. 如何使用祛痰药

当呼吸道分泌物增多且黏稠导致痰液潴留、咳痰困难时应积极进行祛痰治疗。居家使用祛痰药须按说明书服用药物或咨询医生以及药师,切忌盲目服用。

常用的祛痰药可以大致分为:①恶心性祛痰药和刺激性祛痰药:前者如氯化铵、碘化钾、愈创甘油醚等,口服后可刺激胃黏膜,引起轻微的恶心,反射性地促进呼吸道腺体分泌增加,使痰液稀释,易于咳出;后者是一些挥发性物质,如桉叶油、安息香酊等加入沸水中,其蒸气可刺激呼吸道黏膜,增加腺体分泌,使痰液变稀,易于咳出。②黏痰溶解剂:常用的有氨溴索、乙酰半胱氨酸等,可以分解痰液的黏性成分,使黏痰液化,黏滞性降低而易于咳出。促进痰液的溶解使其易于排出。③黏液稀释剂:如羧甲司坦、标准桃金娘油、桉柠蒎等主要作用于气管、支气管的黏液产生细胞,促其分泌黏滞性低的分泌物,使呼吸道分泌的流变性恢复正常,痰液由黏变稀,易于咳出。

一般情况下,在呼吸道炎症初期多选用恶心性祛痰药,黏痰不易咳出者则优先考虑选用黏液溶解剂。

年老体弱的患者往往咳嗽无力,使用祛痰药的同时,需要结合拍背、深呼吸、指导有效咳嗽、体位引流(俯卧位)等,促进稀释的痰液排出,药物使用上也需要更加谨慎。

18. 慢性病患者合并急性呼吸道感染如何处理

慢性阻塞性肺疾病患者叠加急性呼吸道感染可能导致疾病进一步加重。症状较轻时,有条件者可以进行居家氧疗,缓解症状,并进行指氧饱和度监测,当指氧饱和度持续低于93%时需要及时到医院就诊。若出现咳嗽咳痰加重、咯黄脓痰、持续高热、气短和呼吸困难等情况,应及时到医院就诊。

高血压、糖尿病等慢性病患者合并急性呼吸道感染时,应在保持原有治疗方案的基础上加强血压和血糖监测,必要时咨询社区医生。如果血压、血糖出现较大波动且不能控制,应及时就医。

19. 出现混合感染应该怎么办

　　混合感染，即一个人同时感染了两种或两种以上的病原体，比如同时感染了新冠病毒和流感病毒等。一般情况下，混合感染比单一感染更为严重。混合感染的诊断有赖于病原学检测，如核酸检测或抗原、抗体检测。如果证实是混合感染，则需要根据病原体类型进行针对性治疗，如流感病毒和新冠病毒混合感染，则应同时应用抗流感病毒药物和抗新冠病毒药物进行治疗。

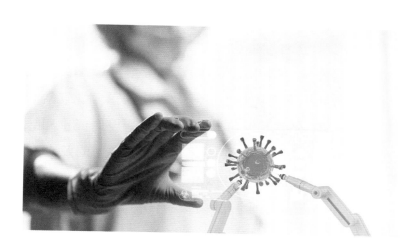

20. 呼吸道感染期间,饮食有哪些注意事项

在呼吸道感染期间,一方面由于发热、咳嗽、乏力等情况,患者食欲较平时有所减退;另一方面,呼吸道感染导致机体能量消耗增加,机体对能量的需求较平时增加。因此,合理均衡补充营养,保证能量的供给尤为重要。消化功能减退者可以采取少食多餐的方式以保证足够的能量摄入。

(1)推荐的食物:①高营养、易消化的食物:如瘦肉、鸡肉、鱼、豆腐等,这些食物富含蛋白质,有助于身体组织修复。②富含维生素的食物:新鲜的水果和蔬菜,如橙子、猕猴桃、胡萝卜和菠菜等,富含维生素 C 和其他抗氧化剂,有助于增强免疫力。③全谷物和富含纤维素的食物:如燕麦、全麦面包和褐米等,提供必要的能量和纤维素。④充足的水分:保证充足的水分摄入,可以喝水、果汁或汤等,有助于保持身体水分平衡、缓解喉咙疼痛。

(2)不推荐或需要控制摄入的食物:油腻和辛辣的食物、高糖食物、含咖啡因的饮料等。

21. 老年人呼吸道感染期间,饮食有哪些注意事项

鼓励自然饮食,吃清淡、易消化的食物,特别要注意补充优质蛋白。

如果进食受限,或进食量比平时减少 30% 以上,且持续 2 天以上,需要在临床营养师的指导下使用口服营养补充剂。

22. 老年人出现急性呼吸道感染应该如何处理

家中老年人出现急性呼吸道感染时,应采取以下措施:

(1)评估症状:观察并记录症状,包括但不限于发热、咳嗽、呼吸困难、喉咙疼痛、肌肉疼痛、疲劳等。

（2）病原学检测：建议进行流感病毒、新冠病毒等核酸或抗原检测，明确诊断后及时应用抗病毒药物进行治疗，避免病情进展。

（3）基本护理：确保老年患者有充足的休息，摄入足够的水分和营养丰富的食物。可以使用加湿器或蒸气来缓解呼吸道干燥和咳嗽。

（4）对症治疗：在医生的指导下使用退热药（如对乙酰氨基酚）和化痰镇咳药。

（5）监测病情：密切监测症状的变化，应特别注意呼吸困难、持续的胸痛、精神状态改变或脱水迹象，这些可能是病情加重的征兆。

（6）及时就医：如果症状严重或持续恶化，应尽快就诊。

为家中老年人提供护理时，应同时考虑合并其他慢性病和整体健康状况。每个患者的情况都不一样，应根据医生的建议调整护理方案。

23. 儿童出现急性呼吸道感染如何做好居家护理

儿童出现急性呼吸道感染时,居家护理需要注意:

(1) 保证充分休息,多喝水,注意营养均衡,选择易于消化的食物。

(2) 遵医嘱规范使用药物,不擅自停药或增加药物剂量。

(3) 如果咳嗽明显影响休息,可在医生指导下使用镇咳药,不要自行使用。

(4) 家中定期开窗通风,保持环境卫生;有条件的做好隔离,避免交叉感染。

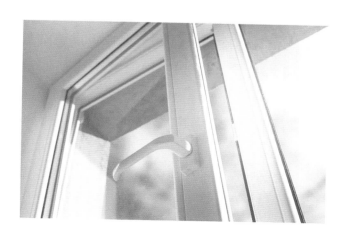

(5) 有过敏体质或相关家族史的儿童应避免接触烟草、花草、宠物等相关致敏原。

(6) 关注儿童的病情变化,必要时及时就医。

(7) 不提倡带病上学。居家休息有利于儿童尽早康复,也可避免传染他人。

24. 如何科学就医

病毒导致的上呼吸道感染具有自限性,保证充足的休息和合理饮食,进行对症治疗,经过一段时间后一般都能自愈。可以通过互联网诊疗或居家进行病原自测,在感染早期应用针对病原体的特异性药物,如抗流感病毒药物、抗新冠病毒药物等。

老年人和基础疾病患者发生上呼吸道感染后可能出现病情恶化或导致基础疾病加重,应密切监测病情(如指脉氧检测等),并尽早进行病原学检测(可以居家自测)、早期进行抗病毒治疗等。若症状加重应及时就医。

25. 就医时有哪些注意事项

（1）做好预约：优先通过在线服务进行预约，以便减少在医院内的等待时间。

（2）做好个人防护：患者应科学佩戴口罩，在等待区和接待台保持安全社交距离。注意手卫生，避免用手或可能被污染的部位接触口、眼、鼻。陪同人员也应佩戴口罩并做好个人防护。

（3）遵循医院指引：医院可能有特定的流程和区域用于检测和治疗呼吸道感染性疾病患者，应遵循工作人员的指示。

（4）准确描述病情：应携带医疗记录、医保卡等相关资料，准备好向医生详细描述症状的类型、严重程度、开始时间以及相关的接触史等。

（5）注意紧急症状：如果出现紧急症状，如持续的胸痛、呼吸困难或口唇发紫等，请立即呼叫救护车到急诊就诊。

四、中医药防治篇

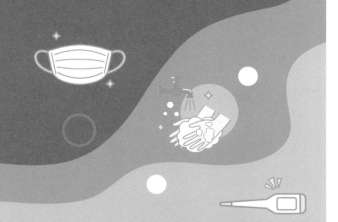

1. 中医是如何认识急性呼吸道感染性疾病的

急性呼吸道感染性疾病一年四季均可发病,但冬春季高发,是中医诊疗实践中较为常见的疾病,我国中医古籍《伤寒论》《温热论》《时病论》都有对此类疾病的论述。急性呼吸道感染性疾病属于中医感冒、咳嗽、肺炎喘嗽、风温肺热等的范畴。中医认为,这类疾病是因为外邪侵入人体,导致机体脏腑功能失调、肺脏受损而引起发热、鼻塞、流涕、咽痛、咳嗽、咳痰等临床表现。治疗的总原则是"给邪气以出路,扶正祛邪"。

2. 中医药治疗呼吸道感染性疾病见效很慢吗

中医药治疗呼吸道感染性疾病的起效速度很快,并不像一般印象中那样是"慢郎中"。传统说法有"覆杯而愈",意思是患者喝完药之后把碗倒扣在桌上,在这么短的时间里就能痊愈了。比如感冒畏寒、全身疼痛显著,盖再厚的被子也觉得冷,服用麻黄汤即可使周身温暖,片刻后汗出热退。对于普通感冒、流感等急性发作,中医药治疗往往能在短时间内减轻症状,如发热、咳嗽、乏力等,抑制疾病进展,加快患者痊愈。中医最突出的优势是,不用参考抽血、病原学检查结果,直接四诊合参,用药治疗简便、高效。

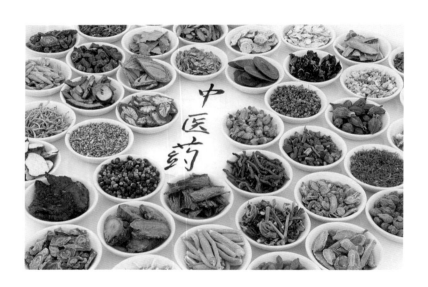

3. 中医辨治感冒有哪些类型

中医辨治感冒常见的有风寒感冒、风热感冒、夹湿感冒和食积感冒。

（1）风寒感冒：以怕冷、身痛、咳嗽等为突出症状。

（2）风热感冒：以咽干咽痛、口干渴、小便黄、身热等为突出症状。

（3）夹湿感冒：除感冒症状外，多有食欲差、腹泻、恶心等症状。

（4）食积感冒：多见于儿童，除普通感冒症状外，以食欲差、舌苔腻为突出症状。

4. 出现呼吸道症状看中医如何挂号

出现常见的呼吸道症状，如发热、咳嗽、咳痰、咽干、咽痛、鼻塞、打喷嚏、流鼻涕等，都可以寻求中医帮助。到中医医院就诊，根据年龄，儿童可以去儿科，老年人可以去老年病科；根据具体的症状，发热患者可以去发热门诊，咳嗽、咳痰、鼻塞、流涕症状明显者可以去呼吸科；

根据起病情况,病情比较急的患者可以去急诊,发病缓慢、缠绵不愈者可以去普通内科。到综合医院就诊,可以挂中医科的号。

⑤ 中药是不是都很苦

中药并不都是苦的。中药的味道因药材的种类和用途而异。儿童难以接受苦药,发生急性呼吸道感染出现发热、咳嗽等症状,可以选用麻黄、杏仁、生石膏、芦根、白茅根、甘草等不太苦,甚至是甜味的药物。

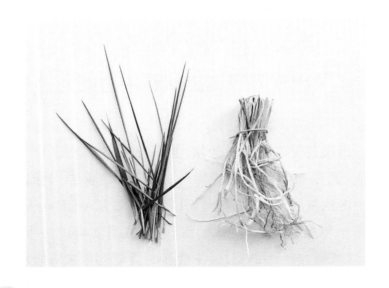

6. 呼吸道感染性疾病患者服中药期间,饮食方面有哪些注意事项

中医药治疗急性呼吸道感染性疾病,透邪外出是关键,如果进食过于油腻,容易阻碍邪气外透。饮食应以清淡为主,忌油腻(如肥肉、油炸食品等),忌甜腻(如糖果、蛋糕等),忌生冷(如冷饮、雪糕等),忌辛辣(如辣椒等),以防损伤脾胃之气,影响康复。

7. 对于呼吸道感染性疾病的重症患者,中医药治疗有哪些作用

在重症患者的治疗中,中医药在很多环节都能起到"锦上添花"或"雪中送炭"的作用,如缩短发热时间,减少抗生素使用,预防微生物耐药、纠正菌群失调,改善脏器功能,促进胃肠功能恢复等。

8. 自行服用中成药多久，若症状还不缓解就需要就医

经常有患者自行服用中成药治疗呼吸道感染性疾病。一般而言，自行服药48小时，如症状没有明显缓解，需要到医院就诊。对于老年人、儿童、有慢性基础疾病的人群，发热后自行服药24小时，如体温没有下降迹象，应前往医院就诊。

9. "盖厚被子捂汗"是否可取

"捂汗"要分情况，儿童体温大于39℃时，"捂汗"要慎重。"捂汗"是中医治疗感染发热疾病常用的辅助发汗的方法。"捂汗"的前提是服用了对症的中药汤剂。如果是自行用药或未用药，不提倡"捂汗"。

10. 如何从中医养生角度预防呼吸道感染性疾病

养生是慢功,功在平时。在呼吸道感染性疾病流行高峰期"临时抱佛脚"也有用,做了就比不做好。养生的基本原则如下:

(1)顺应天时:根据气温及时增减衣物,保证充足睡眠,不熬夜。

(2)调节情绪:不要让坏情绪持续,长时间情绪差会影响人体免疫力。

(3)注意饮食:一日三餐,别太贪吃。

(4)避免过度劳累:固然工作忙,也要爱护身体,主动喝水、主动闭目小憩、及时吃饭。

(5)"避毒气":戴好口罩,使用中医熏香、香囊等,起到"避毒气"的作用。

11. 中医养正气的锻炼功法有哪些

中医锻炼方法有很多,最常见的有太极拳、八段锦、五禽戏等,可强身健体,以养正气。但是练习功法有一定的门槛,建议在专业老师的教授下练习。

(1)太极拳:太极拳是中国传统的拳术之一,中华人民共和国成立后,原国家体委在杨式太极拳的基础上创编了简化24式和88式太极拳。太极拳动作行云流水、连绵不断,具有中正安舒、轻灵圆活、松柔慢匀、开合有序、刚柔相济的运动特点。

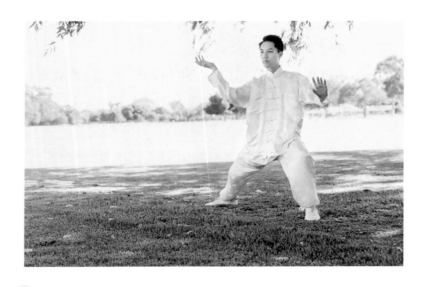

（2）八段锦：八段锦是我国古代导引法的一种，是形体活动与呼吸运动相结合的健身法，由八种不同的动作组成。八段锦不受环境场地限制，随时随地可做，术式简单，易记易学，运动量适中，老少皆宜，是广大群众喜爱的健身方法。

（3）五禽戏：五禽戏是中国古代的养生健身功法之一，模仿虎、鹿、猿、熊、鹰五种动物的动作。练习这些动作可以促进气血循环、强健身体。

12. 是否可以预防性服用中药

不建议过早地服用预防性中药。平时要注意保护脾胃，养护正气，保持良好的饮食作息习惯，预防感染。

13. 感冒时如何选择中成药

感冒时可以根据不同症状选择合适的中成药。

发热、怕冷、怕风、无汗、全身疼痛等，可以选感冒清热颗粒、感冒疏风颗粒、风寒感冒颗粒、荆防颗粒等。

发热、怕热、无汗、口干、口苦等，可以选连花清瘟颗粒、金花清感颗粒。

发热、一阵冷一阵热、口干、口苦、胸骨肋骨疼、无胃口等，可以选小柴胡颗粒。

咳嗽、痰白、流清涕、怕冷、无汗等，可以加小青龙颗粒或橘红颗粒。

咳嗽、痰黄、流脓涕、怕热、出汗等，可以加感冒止咳颗粒或鲜竹沥。

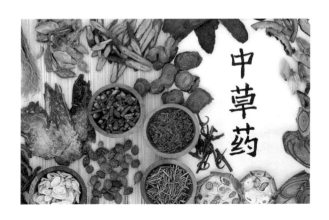

14. 中医药治疗时,在什么情况下需要换药

呼吸道感染性疾病急性期的中医药治疗过程中,如服用中药 24~48 小时症状仍未缓解,应考虑停药,再次就诊调整处方。

15. 同时可以服用多少种中成药

如果是自行服用中成药,建议一次只服用 1~2 种,服用 24~48 小时,应避免"朝令夕改",一天换好几种药物。如果是在医生指导下用药,可以同时使用 1~3 种配伍增效。

16. 对于儿童呼吸道感染性疾病，中医有哪些外治方法

对于儿童呼吸道感染性疾病,中医常见的外治方法有穴位贴敷法、推拿捏脊法、刮痧疗法等。

(1)穴位贴敷法:现在中医医院开展的"三伏贴""三九贴"等皆属于穴位贴敷法,多选肺俞穴、膻中穴、天突穴等,起到平喘止咳的作用。

(2)推拿捏脊法:操作时,让儿童趴在床上,背部保持平直、放松。操作者用双手拇指指腹和食指中节靠拇指的侧面捏拿儿童背部脊中线皮肤表面,边捏边向上缓缓捻动推进,从长强穴(肛门后上3~5cm处)一直推到大椎穴(颈后平肩的骨突部位)为1遍,一般每次捏3~5遍。在第2、3、4遍的时候,每捏动3次,向上提1次,即"捏三提一"。

(3)刮痧疗法:刮痧疗法可以退热清火。头面部穴位常选印堂穴、天门穴、太阳穴等;背颈部常取大椎穴、夹脊穴、脊柱两旁膀胱经等;上肢取三关、六腑、天河水等。

17. 中药药浴对于儿童呼吸道感染性疾病有哪些作用

　　中药药浴具有安全有效、简单易行的特点,在儿科治疗领域发挥了很大作用。儿童是稚阴稚阳之体,发病容易,传变迅速,但是又脏器轻灵,易趋康复,所以应用中药药浴等适宜技术,往往起到良好的治疗作用,可以减少药物的使用,减轻儿童呼吸道症状,促进疾病的恢复。常见的药浴方法有:使用白芷、防风、荆芥、生姜各15g,薄荷 8g,葱白 6 根,煎水洗浴或泡脚,可以祛风解表,对风寒感冒有显著疗效;使用金银花、柴胡、青蒿、香薷、竹叶、桑叶各 20g,煎水洗浴或泡脚,适用于小儿风热感冒。

18. 中医有哪些推拿手法对儿童发热有效

儿童发热时,中医常用的推拿手法包括:

（1）清天河水:从腕掌侧正中至肘窝,用食指、中指蘸水,自腕开始,一起一落弹打直至肘,同时用口吹气,两侧分别操作,两侧各约 500 次。

（2）推脊:后背正中从颈至臀(大椎穴至长强穴),用食指、中指自上而下直推,约 300 次。

（3）开天门:从两眉头连线中点至前发际,用两拇指自下而上交替直推,约 200 次。

（4）推坎宫:眉毛处,即眉头至眉梢,两拇指自眉心向眉梢推,约 200 次。

（5）揉太阳:眉梢与外眼角连线中点向后 1 寸（≈3.3cm）凹陷处,用两拇指揉,约 200 次。

（6）揉耳后高骨:耳根下方凹陷处,用两拇指或中指端揉,稍用力,以儿童出汗为宜,每揉 24 下用力重刺激 3 下。

小儿推拿后大多在 1 小时左右降温,其后 3 小时后体温还有可能再上升,这是疾病本身特点造成的。可每隔 3~5 小时再进行儿科推拿尝试退热。

19. 中医对痰多有哪些手法

痰多时,中医常用的手法包括:

(1)叩背排痰:叩背排痰可以产生振动使附着在肺、支气管上的分泌物脱落,再配合有效的咳嗽咳痰方法,可以使患者顺利地将痰液排出。患者可选择坐位、侧卧位。叩背排痰时操作者将五指并拢成杯状,使用腕关节力量。叩背的顺序为由外向内、由下向上,沿气管、支气管走向叩击,避开脊柱、肩胛骨、心脏、双肾区。叩背排痰可以选择在清晨、餐前 30 分钟或餐后 2 小时。为了避免引起胃肠不适,不要在进餐后立即进行。

(2)呼吸法止咳排痰:坐在椅子上,上身前倾,首先缓慢地深吸气,将肺泡充分打开,再屏住呼吸 2~3 秒,随后腹部用力咳嗽 2~3 次,将气体缓慢排出。重复上述动作,可以有效帮助止咳排痰。

(3)穴位按揉:沿肺经经络循行的穴位拍击,或按揉化痰常用穴丰隆穴等。丰隆穴属于足阳明胃经,在小腿外侧,外踝尖正上方 8 寸（≈ 26.7cm）处,犊鼻穴与外踝尖连线的中点,条口穴外侧一横指处。可用拇指指腹或食指与中指合用,按揉此处,能起到化痰湿、和胃气的作用。

20. 中医对咽痛有哪些手法

咽痛时,中医常用的手法如下:

(1) 穴位按揉

1)"实火"咽痛:除了咽痛较剧烈外,还可能有口干、口苦、眼屎较多、烦躁、小便短赤、大便干结等症状,推荐按揉少商穴和商阳穴。少商穴位于大拇指末节桡侧,距指甲根角 0.1 寸(≈ 0.3cm)。商阳穴位于食指末节桡侧,距指甲角 0.1 寸(≈ 0.3cm)。

2)"虚火"咽痛:咽痛较轻,以咽干为主,伴有干咳无痰、头晕、多梦等症状,推荐按揉照海穴和列缺穴。照海穴位于足内踝尖下凹陷处。列缺穴位于腕关节桡侧,腕横纹上 1.5 寸(≈ 5cm),在拇指长、短伸肌腱之间的凹陷处。

操作方法:每个穴位按揉 2 分钟,每天按揉 2~3 次。

(2) 挤痧、揪痧疗法:咽痛的挤痧、揪痧疗法常选用天突穴。喉结直下可触摸到一凹陷,天突穴位于此凹陷中央。

1）挤痧：用双手拇指、食指挤压局部皮肤，以挤压至出痧为效。

2）揪痧：中指和食指弯曲如钩状，蘸水后夹起一部分皮肤向前揪，随后迅速放开。重复此操作，直至出痧。

21. 中医对鼻塞有哪些治疗方法

鼻塞时，中医常用的治疗方法包括：

（1）按揉穴位：鼻塞时常按揉的穴位有迎香穴、鼻通穴和山根穴等。迎香穴在鼻翼外缘中点旁，鼻唇沟中，鼻翼两侧各有一个。鼻通穴在鼻翼软骨与鼻甲骨交界处，即鼻唇沟上端位置。山根穴位于面部两目内眦连线的中点上，处于鼻根的低洼处。

按摩时，用力应适度，每个穴位持续 3~5 分钟，每天按揉 2~3 次，可对鼻塞起到缓解作用。

（2）鼻嗅法：使用辛味宣达鼻窍之药物，如将白芷、细辛、辛夷、冰片等药物磨粉鼻嗅。

（3）热敷法：热敷口鼻部位以加快循环代谢。

22. 治疗呼吸道感染性疾病的中药煎煮方法

对于呼吸道感染性疾病,中药治疗的总原则是透邪外出,药性多芳香、轻灵,不宜久煎。日常的锅一般都可以用来煎煮中药,最好使用砂锅。药物先浸泡30分钟,后下的药物不用浸泡,大火烧开转小火再煮15分钟即可。如果煎煮的药物中有芳香类药物(如薄荷等)、解表药物(如苏叶等),则应后下,在一煎完成前5~10分钟加入相关药物;如果有矿石类药物(如石膏等)应该先煎煮20~30分钟,再加入其他药物;如果有花粉类或细粉类药物(如辛夷等),须用纱布包好,再浸泡煎煮。

一般需要煎煮2次,二煎药物不需要再次浸泡,再加水(冷热均可),二煎时间比一煎略短。一煎、二煎汤药混合,分次温服,具体分多少次可遵医嘱。在治疗急性发热时,常1~2小时服用一次,一日服用4~6次,以汗出热退症见为度。

23. 该如何服用中药，服药频次和西药一样吗

中药的服用方法和频次通常与西药不同，可能会根据不同的病情增加服药频率。一般情况下，中药用水煎服，每日 1 剂，每剂水煎 400ml（小儿 150ml），分 2~3 次温服。以治疗发热为主的中药或中成药，则建议增加服药频率，每 4~6 小时服药一次，以服药后微微发汗为度。

24. 感冒后咳嗽、痰多,有哪些食疗方法

感冒后咳嗽,如果痰黏、不容易咳出,此为肺经燥热未清,可食用川贝蒸梨:梨 1 个,去核不去皮,加 3g 左右的川贝,隔水蒸熟,既喝汤又吃梨。川贝蒸梨润肺止咳,有利于痰的排出。

如果咳嗽,痰多、稀白,躺下后咳嗽、痰多加重,这种情况肺中寒象明显,则食用花椒蒸梨:梨 1 个,去核不去皮,加 8~9 粒花椒,隔水蒸熟,同样喝汤又吃梨,有很好的散寒化痰、润肺止咳效果。

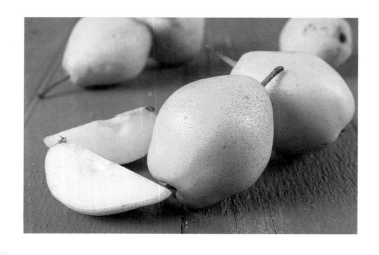

25. 儿童在康复过程中出现食欲差，该怎么办

对于儿童食欲差等症状，中医可采用健脾化痰、补虚扶正的治疗方法，可有效缓解腹胀、恶心、呕吐、食欲不振、大便不调（大便稀或大便干）等症状。此外，根据儿童的特点，可配合适宜的中医外治方法，例如走罐、拔罐、捏脊、小儿推拿等。

26. 感冒后食欲差，有哪些食疗方法

感冒后，脾胃功能受损，食欲较差，此时不能一味追求"食量"，应随着脾胃功能的恢复，逐步增加饮食，避免增加脾胃负担。食疗方面，应选择易消化的饮食，可以食用小米粥等帮助胃气恢复。若患者体温尚未恢复正常，伴有口干口渴、食欲不振，可选用古方"五汁饮"，即以荸荠汁、梨汁、鲜芦根汁、麦冬汁、藕汁或甘蔗汁等，和匀冷服，或稍炖温服。也可单次用 160~200g 鲜荸荠，榨汁或蒸熟后服用。

27. 感冒后乏力，有哪些食疗方法

感冒后乏力，从中医角度来说是邪气已去、正气未复的过程，可以通过休息、饮食、运动等方式帮助恢复。食疗方面，建议患者选择清淡、营养、易消化的食物。可以选择山药粥：选用适量山药、大米、枸杞、冰糖熬粥；或选用黄芪炖鸡：鸡 1 只、黄芪 10g，姜、葱、枣、酒、盐等各适量，炖煮。此食疗方法可起到益气补虚、恢复正气的作用。

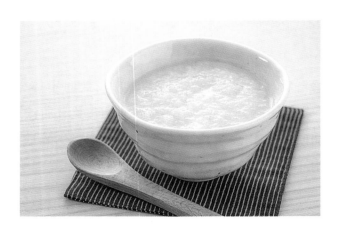

28. 呼吸道感染急性期后，哪些中医手法可以帮助机体尽快恢复

外感病的急性期过后，可能伴随有身体的诸多不适，可以应用中医推拿按摩手法进行改善。如出现头晕头痛、颈项强痛等症状，可以选揉印堂穴、开天门、运太阳、揉风池、点风府、头顶抓拿法等，达到疏风解表、开窍醒神之功。如出现食欲不振、乏力疲倦等症状，可在腹部施以开三门、运三脘、顺时针摩腹、叠掌运腹等手法，起到健运脾胃作用。此外还可以让患者俯卧，采用膀胱经掌推法、脏腑背俞穴点按法，行气调脏，整体调理，改善机体健康状况。